U0326213

健康中国2030·健康教育系列丛书

高血压防治

主编 薛君 敖梅

科学出版社

北京

图书在版编目(CIP)数据

高血压防治/薛君，敖梅主编.——北京：科学出版社，2017.4

(健康中国2030·健康教育系列丛书)

ISBN 978-7-03-052507-9

Ⅰ.①高… Ⅱ.①薛…②敖… Ⅲ.①高血压-防治 Ⅳ.①R544.1

中国版本图书馆CIP数据核字(2017)第073485号

责任编辑：张天佐 李国红/责任校对：彭 涛
责任印制：赵 博/封面设计：范 唯

科学出版社 出版
北京东黄城根北街16号
邮政编码：100717
http://www.sciencep.com

安泰印刷厂 印刷
科学出版社发行 各地新华书店经销

*

2017年4月第 一 版　开本：787×960 1/32
2017年4月第一次印刷　印张：1 6/8
字数：15 000

定价：15.00元
(如有印装质量问题，我社负责调换)

总　　序

中共中央、国务院印发的《"健康中国 2030"规划纲要》指出："健康是促进人的全面发展的必然要求，是经济社会发展的基础条件。实现国民健康长寿，是国家富强、民族振兴的重要标志，也是全国各族人民的共同愿望。"

推进健康中国建设，是全面建成小康社会、基本实现社会主义现代化的重要基础，是全面提升中华民族健康素质、实现人民健康与经济社会协调发展的国家战略，是积极参与全球健康治理、履行 2030 年可持续发展议程国际承诺的重大举措。未来 15 年，是推进健康中国建设的重要战略机遇期。

为推进健康中国建设，提高人民健康水平，根据党的十八届五中全会战略部署，我们组织相关专家和医生，本着为大众健康服务的宗旨，编写了本套丛书，主要内容是针对常见病、多发病和大众关心的健康问题。本丛书以医学理论为基础，关注临床、关注患者需求、关注群众身心健康，通过简洁凝练、图文并茂、通俗易懂、简单实用的例子，指导群众如何预防疾病、患者何时就医，如何指导患者进行家庭康复和护理等，将健康的生活方式直接明了地展现在读者面前。

由于编写工作时间紧、任务重，书中难免有不足之处，敬请各位专家和读者提出宝贵意见和建议，以便今后加以改进和完善。

编委会

2017.1

目　录

一、众志成城，控制血压

余振球教授在《社区高血压防治》一书中规定了基层社区医务工作人员在高血压防治中的工作范围（表1），同时提出了各级医疗机构在高血压防治中的作用和分工（表2）。

表1　社区医务人员在高血压防治中的工作范围

1. 发现每一位高血压患者
2. 掌握管辖区高血压和心血管患者总数
3. 了解每一位患者血压分级与危险程度
4. 了解每一位患者是否接受正规的诊治
5. 动员监督每一位患者就诊
6. 在就诊的时候回答患者的提问
7. 开展各种形式的健康科普教育
8. 监督每一位就诊患者血压达标情况
9. 做好转诊工作
10. 使从上级医院诊治回来的患者连续治疗
11. 提供鉴别诊断的资料
12. 对就诊的每一位患者要查明高血压原因
13. 对每一位高血压患者要查明是否有心血管疾病
14. 对急诊患者要现场处理

表2　各级医疗机构在高血压防治中的作用和分工

	发现患者	明确诊断	控制血压	急诊处理
社区卫生院	☆☆☆	☆	☆☆☆	☆☆
县医院	☆☆	☆☆	☆☆☆	☆☆☆
三级医院	☆	☆☆☆	☆☆☆	☆☆

注：☆☆☆最主要工作；☆☆常规工作；☆非强项工作

二、社区医师对高血压诊断标准及分级、分层的理解

（一）基层医师测量血压的分类

1. 诊室血压

目前主要用汞柱式血压计测量。高血压诊断一般以诊室血压测定值为准。有时会出现白大衣性高血压，可通过自测血压或动态血压监测来排除。

2. 自测血压

一般指家庭自测血压。可以帮助确定白大衣性高血压、隐匿性高血压。连续 7 天，每天早晚测 1 次，每次测量 3 遍，去掉第一天的血压值，仅计算后 6 天所测血压的平均值为决定是否治疗提供参考。血压稳定后，通过每周固定 1 天自测血压，于早晨起床后 1 小时、服降压药前测坐

位血压；血压不稳定或不达标者，建议增加自测血压的频率。

自测血压推荐使用符合国际标准的上臂式全自动或半自动电子血压计。一般而言，自测血压值低于诊室血压值，其正常上限参考值为 135/85mmHg。

3. 动态血压

国内参考标准：24 小时动态血压值 < 130/80mmHg，白昼血压平均值 < 135/85mmHg，夜间血压平均值 < 125/75mmHg。正常情况下，夜间血压平均值比白昼血压平均值低 10% ~ 20%。可用于诊断白大衣性高血压、隐匿性高血压、难治性高血压、发作性高血压或低血压等，还可用于评估血压升高的严重程度。

一般情况下诊室血压高于自测血压和 24 小时平均血压水平；自测血压水平接近 24 小时平均血压水平。

（二）高血压的诊断、分级与估计预后的危险分层

1. 高血压的诊断与分级

在未服用抗高血压药物情况下，非同日测量血压 3 次，收缩压 ≥ 140mmHg 和（或）舒张压 ≥ 90mmHg，可诊断为高血压。

患者既往有高血压史，目前正在服用抗高血压药物治疗，此时血压虽低于 140/90mmHg 也应诊断为高血压。

◆（1）收缩压 ≥ 140mmHg 和舒张压 ≥ 90mmHg 为收缩期和舒张期（双期）高血压；

◆（2）收缩压 ≥ 140mmHg 而舒张压 < 90mmHg 为单纯收缩期高血压；

◆（3）收缩压 < 140mmHg 而舒张压 ≥ 90mmHg 为单纯舒张期高血压。

2. 高血压患者心血管疾病危险度分层

影响高血压预后的因素，包括血压

水平、心血管疾病危险因素、靶器官损害以及并存的临床疾患。

3. 鉴别诊断

在确诊原发性高血压之前，应排除继发性高血压，如肾实质病变、肾动脉狭窄、原发性醛固酮增多症、嗜铬细胞瘤、大动脉疾病、睡眠呼吸暂停综合征及药物引起的高血压等。

4. 诊断与评估程序

高血压评估书写格式：写明诊断及血压级别，对危险度分层是否表述不作规定。初次发现高血压，但尚不能排除继发性高血压的患者，可诊断为"高血压（原因待查）"；基本已排除继发性高血压的患者，可诊断为原发性高血压或高血压病。

三、高血压的病因

1. 遗传因素

大约半数高血压患者有家族史。父母均患高血压者，其子女患高血压概率高达45%。

2. 环境因素

3. 年龄

发病率随着年龄增长而增高，40岁以上者发病率高。

4. 其他

◆（1）肥胖者发病率高，体重指数BMI ≥ 24kg/m^{2}者发生高血压的风险是体重正常者的3 ~ 4倍。

◆（2）避孕药。

◆（3）睡眠呼吸暂停低通气综合征。

◆（4）不良生活方式：饮酒、吸烟、少运动、多久坐、高盐饮食等。

四、高血压临床表现

高血压的症状因人而异。早期可能无症状或症状不明显，仅仅会在劳累、精神紧张、情绪波动后发生血压升高，并在休息后恢复正常。随着病程延长，血压明显的持续升高，逐渐会出现各种症状，此时被称为缓进型高血压病。缓进型高血压病常见的临床症状有头痛、头晕、注意力不集中、记忆力减退、肢体麻木、夜尿增多、心悸、胸闷、乏力等。当血压突然升高到一定程度时甚至会出现剧烈头痛、呕吐、心悸、眩晕等症状，严重时会发生神志不清、抽搐。这就属于急进型高血压和高血压危重症，多会在短期内发生严重的心、脑、肾等器官的损害和病变，如中风、心梗、肾衰等。症状与血压升高的水平并无一致的关系。

五、高血压分类

高血压可分为两类：

（一）原发性高血压

原发性高血压是一种以血压升高为主要临床表现而病因尚未明确的独立疾病。占高血压患者的90%以上。

（二）继发性高血压

继发性高血压又称为症状性高血压，占高血压患者的5% ~ 10%以上。在这类疾病中病因明确，高血压仅是该种疾病的临床表现之一，血压可暂时性或持久性升高。

以下线索提示有继发性高血压可能：

◆（1）严重或顽固性高血压。

◆（2）年轻时发病。

◆（3）原来控制良好的高血压突然恶化。

◆（4）突然发病。

◆（5）合并周围血管病的高血压。

六、高血压的并发症

在我国，高血压病最常见的并发症是脑血管意外，其次是高血压性心脏病、心力衰竭，再就是肾功能衰竭。

以下为主要的并发症：

1. 心脏问题

冠心病、心绞痛、心肌梗死、心律失常。

2. 脑部

脑供血不足、脑梗死、脑出血等。

3. 肾脏

蛋白尿、肾炎、慢性肾衰。

4. 眼睛

视力下降、眼底出血、白内障、失明。

5. 多脏器功能衰竭，死亡。

七、高血压的检查

（一）确定有无高血压

测量血压升高应连续数日多次测血压，有两次以上血压升高，方可确定高血压。

（二）鉴别高血压的原因

凡遇到高血压患者，应详细询问病史，全面系统检查，以排除症状性高血压。

实验室检查可帮助原发性高血压的诊断和分型，了解靶器官的功能状态，尚有利于治疗时正确选择药物，血、尿常规，肾功能，尿酸，血脂，血糖，电解质（尤其是血钾），心电图，胸部X线和眼底检查应作为高血压患者的常规检查。针对可疑继发性高血压，进行专项检查。

八、社区高血压的治疗

（一）治疗目标

高血压治疗主要目标是血压达标，以期最大限度地降低心脑血管病发病及死亡总危险。

◆（1）普通高血压患者血压降至 140/90mmHg 以下。

◆（2）老年（≥65 岁）高血压患者的血压降至 150/90 mmHg 以下。

◆（3）年轻人或糖尿病、脑血管病、稳定性冠心病、慢性肾病患者血压降至 130/80 mmHg 以下。

◆（4）如能耐受，以上全部患者的血压水平还可进一步降低，建议尽可能降至 120/80 mmHg 以下。

降压治疗的血压低限值尚未确定，但

冠心病或高龄患者舒张压低于 60 mmHg 时应予以关注。

在治疗高血压的同时,干预患者的所有危险因素,并适当处理患者同时存在的各种临床疾患。一般情况下,1～2级高血压争取在 4～12 周内血压逐渐达标,并坚持长期达标;若患者治疗耐受性差或老年人达标时间可适当延长。根据患者心血管总体危险程度和具体情况决定治疗措施。

(二)高血压药物治疗的时机

高血压初步诊断后,均立即采取治疗性生活方式干预。3级高血压或伴发心脑血管病、糖尿病、肾脏病等高危患者,立即开始并长期药物治疗。

1～2级高血压患者伴头晕等不适症状的,考虑小剂量药物治疗;如无症状,则仔细评估有关危险因素、靶器官损害及伴发临床疾患，危险分层属高危的，立即药物治疗；属中危的，则随访1月内，2次测量血压，如平均血压≥140/90mmHg者，则开始药物治疗；如血压＜140/90mmHg的继续监测血压；属低危的，则随访3月内，多次测量血压，如平均血压≥140/90mmHg者，考虑开始药物治疗；如血压＜140/90mmHg者继续监测血压。提倡高血压患者使用上臂式电子血压计进行家庭自测血压以协助评估，自测血压平均值≥135/85mmHg者考虑高血压。注意鉴别初诊的1～2级高血压中的"白大衣性高血压"（图1）。

经随访观察后，一般高血压患者血压水平≥140/90mmHg、高危患者血压水平≥130/85mmHg即开始药物治疗。初诊高血压的评估干预流程见图1。

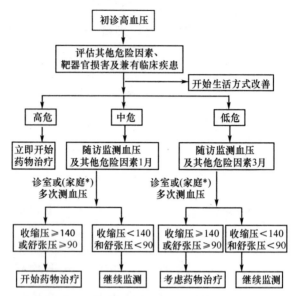

*家庭自测血压平均值比诊室血压低5mmHg(即家庭135/85mmHg相当于诊室的140/90mmHg)。血压单位为"mmHg"(1mmHg=0.133kPa)

图1　初诊高血压患者的评估及干预流程

（三）高血压非药物治疗（生活方式干预）

非药物治疗包括提倡健康生活方式，消除不利于心理和身体健康的行为和习惯，达到控制高血压以及减少其他心血管疾病的发病危险。

1. 减少钠盐摄入

高盐（高钠）摄入是国际上公认的高血压危险因素之一。高钠饮食在顽固性高血压患者中也很常见，特别是对钠盐敏感的患者。限制钠盐饮食（每天食盐量小于6g），同时补充足量的钙、钾、镁对降低高血压有益。

2. 合理饮食

减少膳食脂肪。总脂肪占总热量的百分比小于30%，饱和脂肪酸小于10%，每日食用油小于25g，每日瘦肉类50～100g，鱼虾类50g。新鲜蔬菜每日400～500g，水果100g。蛋类每周3～4个，奶类每日250g，少吃糖类和甜食。

3. 规律运动

量力而行、循序渐进、持之以恒。中等量强度，每周3～5次，每次持续30分钟左右。

4. 控制体重

肥胖与高血压关系密切，超重与肥胖是高血压重要的危险因素之一。应将 BMI 控制在 $< 24kg/m^2$；腰围：男性 $< 90cm$，女性 $< 85cm$。

5. 戒烟

吸烟是高血压发病的独立危险因素，吸烟和心血管疾病密切相关。有研究显示，吸烟能使血压上升 5 ~ 10mmHg，并使心率每分钟平均加快 10 ~ 20 次。因此高血压患者应该戒烟，戒烟后半年心血管危险的发生率就会降低。

6. 限制饮酒

大量饮酒不仅升高血压，还会干扰某些降压药物的疗效，增加高血压患者治疗的困难。应做到不饮酒，如饮酒，则少量：白酒 $< 50ml/d$，葡萄酒 $< 100ml/d$，啤酒 $< 250ml/d$。

7. 心理平衡

减轻精神压力，保持心理平衡。保持乐观情绪、减轻心理负担、克服多疑心理、纠正不良性格、抵御不良社会因素、进行心理咨询、音乐疗法及自律训练或练健身气功等。

非药物治疗有明确的降压效果，如肥胖者体质量减轻 10kg，收缩压可下降 5 ~ 20 mmHg，膳食限盐（食盐＜ 6g），收缩压可下降 2 ~ 8mmHg。规律运动和限制饮酒均可使血压下降。对于高血压患者及易患人群，不论是否已接受药物治疗，均需进行非药物治疗，并持之以恒。

（四）高血压的药物治疗

1. 治疗原则

采用较小的有效剂量以获得疗效而使不良反应最小，逐渐增加剂量或联合用药，争取 3 个月内血压达标。为了有效地防止靶器官损害，要求 24 h 内血压稳定于目标范围内，积极推荐使用给药 1 次 /d 而药效能持续 24 h 的长效药物。

若使用中效或短效药，须用药 2 ~ 3 次 /d。为使降压效果增大而不增加不良反应，可以采用两种或多种不同作用机制的降压药联合治疗。

实际治疗过程中 2 级以上高血压或高危患者要达到目标血压，常需要降压药联合治疗。根据患者具体情况选用更适合该患者的降压药进行个体化治疗。

2. 常用降压药的种类

当前常用于降压的药物主要有以下 5 类，即：钙拮抗剂、血管紧张素转换酶抑制剂（ACEI）、血管紧张素受体拮抗剂（ARB）、利尿药（噻嗪类）、β- 受体阻滞剂（βB）。以上 5 类降压药及固定低剂量复方制剂均可作为高血压初始或维持治疗的选择药物。此外，还有 α- 受体阻滞剂和其他降压药。

根据国家基本用药制度，基层降压药的选择应考虑安全有效、使用方便、价格合理和可持续利用的原则；考虑降低高血压患者血压水平比选择降压药的种类更重要。

九、常用降压药物的选择

医生应对每一位患者进行个体化治疗，根据其具体情况选择初始治疗和维持治疗药物。首先要掌握药物治疗的禁忌证和适应证，根据病情和患者意愿选择适合该患者的药物；治疗中应定期随访患者，了解降压效果和不良反应。

（一）降压药物的选择原则

◆（1）长效降压药一般每天早晨服1次，中效或短效降压药物一般每天服2～3次。建议尽量选服长效降压药物，每天1次，服用方便，有利于改善患者治疗依从性和平稳控制血压。

◆（2）血压达标、稳定且无不良反应者，一般应长期维持治疗，不随意变换降压药物种类。

◆（3）血压控制不良或不稳定，但

无不良反应者，一般将原药加至靶剂量或加另一种类降压药物，尽量使用长效降压药，以提高血压控制率。

◆（4）出现药物轻度不良反应，可将药物适当减量。

1）如有明显不良反应则应停用原药，更换其他种类降压药物。

2）如治疗中出现痛风，应停用噻嗪类降压药。

3）心率＜50次/分者，停用β受体阻滞剂。

4）如出现不能耐受的干咳，则停用ACEI类降压药物等。

◆（5）如出现血压偏低，可谨慎减少用药剂量，并观察血压变化。如出现低血压或伴明显头晕，可减量或暂停用药，并密切监测血压变化，待血压恢复后，再从小剂量开始继续抗高血压药物治疗。长期随访中不可随意中断治疗，否则血压长期不稳定，可造成靶器官损害。

◆（6）对 1～2 级高血压患者，在夏季酷暑或冬季严寒时期，可根据血压的情况适当调整药物治疗方案。

（二）降压药物的种类

1. 钙拮抗剂

二氢吡啶类钙拮抗剂无绝对禁忌证，降压作用强，对糖脂代谢无不良影响；我国抗高血压临床试验的证据较多，均证实其可显著减少脑卒中事件；故推荐基层医生使用二氢吡啶类钙拮抗剂。适用于大多类型高血压，尤对老年高血压、单纯收缩期高血压（ISH）、稳定型心绞痛、冠状或颈动脉粥样硬化、周围血管病患者适用。可单药或与其他 4 类药联合应用。对伴有心力衰竭或心动过速者应慎用二氢吡啶类钙拮抗剂，对不稳定型心绞痛患者不用硝苯地平。少数患者可有头痛、踝部水肿、牙龈增生等不良反应。

2. 血管紧张素转换酶抑制剂（ACEI）

此类药物降压作用明确，保护靶器官证据较多，对糖脂代谢无不良影响；适用于 1～2 级高血压，尤对高血压合并慢性心力衰竭、心肌梗死后、心功能不全、糖尿病肾病、非糖尿病肾病、代谢综合征、蛋白尿/微量白蛋白尿患者有益。可与小剂量噻嗪类利尿剂或二氢吡啶类钙拮抗剂合用。对双侧肾动脉狭窄、妊娠、高血钾者禁用；注意咳嗽等不良反应，偶见血管神经性水肿。

3. 血管紧张素受体拮抗剂（ARB）

此类药物降压作用明确，保护靶器官作用确切，对糖脂代谢无不良影响；适用于 1～2 级高血压，尤对高血压合并左心室肥厚、心力衰竭、心房纤颤预防、糖尿病肾病、代谢综合征、微量白蛋白尿、蛋白尿患者有益，也适用于 ACEI 引起的咳嗽。可与小剂量噻嗪类利尿剂或二氢吡啶类钙拮抗剂合用。对双侧肾动脉狭窄、妊娠、高血钾者禁用；偶见血管神经性水肿等不良反应。

4. 利尿剂

此类药物降压作用明确，小剂量噻嗪类利尿剂适用于 1 级高血压，常规剂量噻嗪类利尿剂适用于 1 ~ 2 级高血压或脑卒中二级预防，也是难治性高血压的基础药物之一。利尿剂尤对老年高血压、心力衰竭患者有益。可与 ACEI/ARB、钙拮抗剂合用，但与 β- 受体阻滞剂联合时注意对糖脂代谢的影响。慎用于有糖脂代谢异常者。大剂量利尿剂对血钾、尿酸及糖代谢可能有一定影响，要注意检查血钾、血糖及尿酸。

5. β- 受体阻滞剂

此类药物降压作用明确，小剂量适用于伴心肌梗死后、冠心病心绞痛或心率偏快的 1 ~ 2 级高血压。对心血管高危患者的猝死有预防作用。可与二氢吡啶类钙拮抗剂合用。对哮喘、慢性阻塞性肺气肿、严重窦性心动过缓及房室传导阻滞患者禁用；慎用于糖耐量异常者或运动员。注意支气管痉挛、心动过缓等不良反应；长期使用注意对糖脂代谢的影响。

6. α-受体阻滞剂

此类药物适用于高血压伴前列腺增生患者，但体位性低血压者禁用，心力衰竭者慎用。开始用药应在入睡前，以防体位性低血压发生。使用中注意测量坐、立位血压。

7. 固定复方制剂

此类药物为常用的一类高血压治疗药物，其优点是使用方便，可改善治疗的依从性，应用时注意其相应组成成分的禁忌证或不良反应。

（三）降压药物的联合应用

1. 降压药组合方案（图2）

推荐以下前4种组合方案，必要时

或可慎用后 2 种组合方案:

◆（1）钙拮抗剂和 ACEI 或 ARB。

◆（2） ACEI 或 ARB 和小剂量利尿剂。

◆（3）钙拮抗剂（二氢吡啶类）和小剂量 β- 受体阻滞剂。

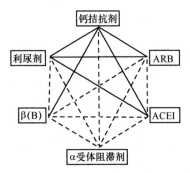

图 2　两种降压药的联合方案

ARB：血管紧张素受体拮抗剂；β（B）：β- 受体阻滞剂；ACEI：血管紧张素转换酶抑制剂。图中实线示有临床试验证据，推荐使用；虚线表示临床试验证据不足或必要时应慎用的组合

◆（4）钙拮抗剂和小剂量利尿剂。

◆（5）小剂量利尿剂和小剂量 β- 受体阻滞剂。

◆（6）α- 受体阻滞剂和 β- 受体阻滞剂（心功能不全者慎用 α- 受体阻滞剂）。

必要时也可用其他组合，包括 α- 受体阻滞剂、中枢作用药(如 α_2- 受体激动剂: 可乐定)、咪哒唑啉受体调节剂、血管扩张剂组合。在许多病例中常需要联合应用 3 ~ 4 种药物。降压药组合是不同种类药物的组合，避免同种类降压药的组合。

2. 联合用药方式

◆ （1）采取各药的按需剂量配比处方，其优点是可以根据临床需要调整品种和剂量。

◆ （2）采用固定配比复方，其优点是使用方便，有利于提高患者治疗的依从性。

3. 初始小剂量单药或小剂量联合治疗的方案

大多数患者需要两种或两种以上降压药联合治疗血压才能达标。根据患者血压水平和危险程度，提出初始治疗用小剂量单药或小剂量两种药联合治疗的方案。

◆（1）建议血压水平＜ 160/100mmHg，或低危、部分中危患者初始用小剂量单药治疗。

◆（2）对血压水平≥ 160/100 mmHg，或高危患者初始用小剂量两种药联合治疗。

治疗中血压未达标的，可增加原用药的剂量或加用小剂量其他种类降压药。

对部分轻中度高血压患者，视病情初始可用固定低剂量复方制剂。初始小剂量是指常规量的 1/4 至 1/2，如氢氯噻嗪的常规量是 25 mg/d，小剂量是指 6.25 mg/d 及 12.5 mg/d。高血压初始小剂量单药或小剂量两种药物联合治疗选择流程见图 3。

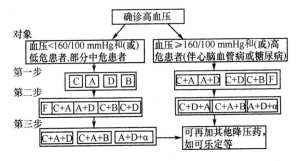

图 3 高血压初始小剂量单药或小剂量两种药
物联合治疗选用流程参考图

A: ACEI 或 ARB; B: 小剂量β受体阻滞剂; C: 钙拮抗剂(二
氢吡啶类); D: 小剂量噻嗪类利尿剂; α: α受体阻滞剂。
ACEI: 血管紧张素转换酶抑制剂; ARB: 血管紧张素受
体拮抗剂; F: 固定复方制剂。第 1 步药物治疗后血压未
达标者。可使原药基础上加量或另加一种降压药。如血
压达标, 则维持用药; 第 2 步也是如此

4. 我国常用固定复方制剂

我国常用的传统复方制剂有复方利
血平（复方降压片）、复方利血平氨苯
蝶啶片（降压 0 号）、珍菊降压片等，
尽管我国的某些固定复方制剂组成成分
的合理性有些争议，但其有明确的降压
作用且价格低廉，仍可作为基层患者（尤
其对经济欠发达的农村地区）降压药的

一种选择。我国是脑卒中高发地区，预防脑卒中是治疗高血压的主要目标。降低高血压患者血压水平是预防脑卒中的根本。

使用固定复方制剂时，要掌握其组成成分的禁忌证和可能的不良反应。复方利血平片主要成分是利血平 0.032 mg、氢氯噻嗪 3.1mg、盐酸异丙嗪 2.1 mg、硫酸双肼屈嗪 4.12 mg。复方利血平氨苯蝶啶片主要成分是利血平 0.1 mg、氨苯蝶啶 12.5 mg、氢氯噻嗪 12.5 mg、硫酸双肼屈嗪 12.5 mg。珍菊降压片主要成分是可乐定 0.03 mg、氢氯噻嗪 5 mg。

（四）长期药物治疗应考虑患者的经济承受力

我国经济发展不平衡，降压药物的应用是长期甚至是终身的，医生要充分考虑到治疗的长期性和基层患者的经济承受能力。降压药选择的范围很宽，应根据病情、经济状况及患者意愿，选择适合的治疗药物。

有降压疗效明确且价格低廉的国产降压药，如尼群地平、氢氯噻嗪、硝苯地平、复方利血平片、美托洛尔、卡托普利、依那普利等；低中价格的药品，如氨氯地平、非洛地平缓释片、贝那普利、拉西地平、硝苯地平缓释片、吲达帕胺、复方阿米洛利、复方利血平氨苯蝶啶片、替米沙坦、氯沙坦、缬沙坦、厄贝沙坦、比索洛尔等；也有中高价格的但临床研究证据多的钙拮抗剂、ACEI 或 ARB 及固定复方制剂等。

（五）高血压的相关治疗

建议在上级医院取得治疗方案，并在上级医生指导下基层医院持续治疗与随访。

高血压常伴有多种危险因素，或并存临床疾患。在积极治疗高血压的同时，应考虑患者总体心血管危险，进行综合干预，干预有关危险因素，处理并存临床疾患。尤对高血压伴高胆固醇血症、冠心病、脑血管病、糖尿病患者应进行相关治疗。

1. 高血压的调脂治疗

对伴有脂代谢异常者，在生活方式干预的基础上，可考虑适度调脂治疗。调脂治疗应根据不同危险程度确定降脂目标值。

◆（1）调脂治疗需设定目标值：极高危者 LDL-C ＜ 1.8mmol/L；高危者 LDL-C ＜ 2.6mmol/L；中危和低危者 LDL-C ＜ 3.4mmol/L。

◆（2）LDL-C 基线值较高不能达目标值者，LDL-C 至少降低 50%。极高危患者 LDL-C 基线在目标值以内者，LDL-C 仍应降低 30% 左右。

◆（3）临床调脂达标，首选他汀类调脂药物。起始宜应用中等强度他汀类药物，应注意肌肉疼痛等不良反应，必要时定期检测血清酶学 [丙氨酸氨基转移酶（ALT）、天冬氨酸氨基转移酶（AST）、肌酸磷酸激酶（CK）]。根据个体调脂疗效和耐受情况，适度调整剂量，若胆固醇水平不能达标，与其他调脂药物联合使用。请参考《中国成人血脂异常防治指南》2016 年修订版。

2. 高血压的抗血小板治疗

高血压伴缺血性心脑血管疾病（冠心病、缺血性卒中）、糖尿病患者，建议用 75 ~ 100 mg/d 阿司匹林治疗。高血压患者血压水平控制在安全范围（血压 < 160/100mmHg）后方可使用抗血小板治疗。并注意出血等不良反应。

3. 高血压的降糖治疗

高血压伴 2 型糖尿病患者，建议加强生活方式的干预；收缩压控制目标应该 < 140mmHg，舒张压应控制在

＜ 80mmHg。部分患者，如年轻没有并发症的患者在没有明显增加治疗负担的情况下可将收缩压控制在＜ 130mmHg。合理使用降糖药，糖化血红蛋白（HbAlc）控制在 7.0% 以下。请参考 2013 年版《中国 2 型糖尿病防治指南》。

4. 降压药物的一般用法、维持与调整

长效降压药一般每早服用 1 次，中效降压药或短效降压药一般用 2 ～ 3 次/d，一天多次服用的药物宜全天均衡时间服用。对夜间及凌晨血压增高的患者可调整用药时间或晚间谨慎加服药物；建议尽量选用长效降压药，服用方便，1 次 /d，有利于改善治疗依从性，有利于稳定控制血压。

血压达标稳定者，且无不良反应的，一般予以长期维持治疗，长期达标，不要随意调换药物。

血压控制不良或不稳定，但无不良

反应者，一般原药加至靶剂量，或加另一种类药物。尽量使用长效降压药，以提高血压控制率。

出现轻度药物不良反应，可将药物适当减量；如有明显不良反应的则应停用原药，换其他种类降压药。如治疗中出现痛风者，停用噻嗪类利尿剂；心率 < 50 次 /min 者，停用 β- 受体阻滞剂；不能耐受的干咳者，停用 ACEI。如出现血压偏低者，可谨慎减少剂量，观察血压变化。如出现低血压或伴明显头晕者，可减量或暂停用药，并密切监测血压变化；待血压恢复后，用小剂量开始继续药物治疗。长期随访中不可随意中断治疗。长期血压不稳定，可造成靶器官损害。

对 1 ～ 2 级高血压患者，在夏季酷暑或冬季严寒时期，可根据血压的情况适度调整药物治疗方案。

5. 特殊人群高血压处理

特殊人群高血压包括：老年高血压；ISH；高血压合并脑血管病、冠心病、心力衰竭、慢性肾脏病、糖尿病、周围血管病、妊娠高血压、难治性高血压、高血压急症等。

高血压特殊人群大多为心血管病发生的高危人群，应根据各自特点，积极稳妥地采取相应的治疗措施。选用合适的降压药，平稳有效地控制血压，同时处理并存的相关情况，以预防心脑血管病的发生。

如对＞65岁的老年人或ISH应初始用小剂量利尿剂或钙拮抗剂，收缩压目标＜150 mmHg；心力衰竭首选ACEI/ARB、利尿剂、β-受体阻滞剂；糖尿病首选ACEI或ARB，目标血压＜130/80mmHg，常需加钙拮抗剂或小剂量噻嗪类利尿剂，同时要平稳控制血糖；脑血管病常用利尿剂、钙拮抗剂、ACEI/ARB；慢性肾脏病首选 ACEI 或 ARB，必要时加祥利尿剂或长效钙拮抗剂；难治性高血压常用长效钙拮抗剂、利尿剂、ARB 或 ACEI 等联合治疗；冠心病心绞痛常用 β 受体阻滞剂，或长效钙拮抗剂；心肌梗死后可用 ACEI，或醛固酮拮抗剂；周围血管病常用钙拮抗剂等。

发现高血压急症应立即呼叫急救电话 120，及时转送上级医院诊治；有条件的单位可做简单的必要的急救后转诊。

十、高血压的预防和教育

（一）高血压的预防

面对公众开展健康教育，包括针对高血压危险因素、创建支持性环境、改变不良行为和生活习惯，防止高血压发生。面对易发生高血压的危险人群，实施高血压危险因素控制，以及高血压的早期发现、早期诊断、早期治疗。

高血压是可以预防的，对血压130～139/85～89 mmHg、超重/肥胖、长期高盐饮食、过量饮酒者进行重点干预，积极控制相关危险因素，预防高血压的发生。

面对高血压患者，包括定期随访和测量血压。积极治疗高血压（药物治疗与非药物治疗并举），努力使血压达标，减缓靶器官损害，预防心、脑、肾并发症的发生，降低致残率及死亡率。

（二）社区健康教育

1. 社区健康教育目的

◆（1）广泛宣传高血压防治知识，提高社区人群自我保健知识，引导社会对高血压防治的关注。

◆（2）倡导"合理膳食、适量运动、戒烟限酒、心理平衡"的健康生活方式，提高社区人群高血压及其并发症防治的知识和技能，树立高血压及其并发症可以预防和控制的信念。

◆（3）鼓励社区居民改变不良行为和生活方式，减少高血压危险因素的流行，预防和控制高血压及相关疾病的发生，改善社区居民生活质量，提高健康水平。

2. 社区健康教育方法及内容

◆（1）利用各种渠道（如讲座、健

康教育画廊、专栏、板报、广播、播放录像、张贴海报和发放健康教育材料等），宣传普及健康知识，提高社区人群对高血压及其危险因素的认识，提高健康意识。

◆（2）根据不同场所（居民社区、机关、企事业单位、学校等）人群的特点，开展健康教育活动。

◆（3）开展调查，对社区的不同人群，提供相应的健康教育内容和行为指导。

3. 高血压易患人群的健康指导与干预

◆（1）高血压易患人群：血压高值[收缩压 130 ~ 139 mmHg 和（或）舒张压 85 ~ 89 mmHg]；超重（BMI 24 ~ 27.9 kg/m^2）或肥胖（BMI $\geq$ 28kg/m^2），和（或）腹型肥胖：腰围男 $\geq$ 90cm（2.7尺），女 $\geq$ 85 cm（2.5尺）；高血压家族史（一、二级亲属）；长期过量饮酒[饮白酒 $\geq$ 100 ml/d（2 两 /d）]，年龄 $\geq$ 55 岁；长期膳食高盐。

◆（2）高血压易患人群健康指导与干预方式及内容可通过社区宣传相关危险因素，提高高血压易患人群识别自身危险因素的能力；提高对高血压及危险因素的认知，改变不良行为和生活习惯；提高对定期监测血压重要性的认识，建议每6个月至少测量血压1次；积极干预相关危险因素（见高血压非药物疗法）；利用社区卫生服务机构对高血压易患个体进行教育，给予个体化的生活行为指导。

4. 对高血压患者的教育

◆（1）家人要多了解高血压的知识，合理安排患者的生活，定期督促患者测量血压，以观察病情。

◆（2）高血压需坚持长期规范治疗和保健护理，不可随意添加或停用药物。

◆（3）合理调节患者的饮食，多以清淡为主，坚持少盐、忌烟酒的原则。

◆（4）尽量使患者保持开心的状态，

患者身边需常有人陪伴，避免患者受到各种不良刺激的影响。

◆（5）让患者定期参加一定的运动，不仅使患者心胸开阔，而且可以促进全身的血液循环，对病情有很大的帮助。

太极拳：适用于各期高血压患者。太极拳对防治高血压有显著作用。据北京地区调查，长期练习太极拳的 50～89 岁老人，其血压平均值为 134.1/80.8mmHg。

慢跑或长跑：慢跑和长跑的运动量比散步大，适用于轻症患者。高血压患者慢跑时的最高心率每分钟可达 120～136 次，长期坚持锻炼，可使血压平稳下降，脉搏平稳，消化功能增强，症状减轻。

◆（6）保持患者大便通畅，必要时服用缓泻剂。

◆（7）定期带患者到医院检查，如果血压持续升高或出现头晕、头痛、恶心等症状时，要立刻就医。

◆（8）保持情绪稳定。血压的调节与情绪波动关系密切，大喜、大悲、大怒都可引起血压大幅度波动，因此高血压患者应保持情绪的相对稳定。

◆（9）经常测血压。家庭最好自备血压计，每天早、晚各测量一次血压，以便根据血压适当调整药物剂量，保持血压相对稳定。